DE LA

MANIE RHUMATISMALE

PAR

Léon MARESCHAL,

Docteur en médecine de la Faculté de Paris,
Aide-major stagiaire au Val-de-Grâce.

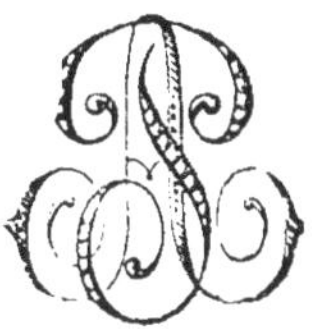

PARIS

A. PARENT, IMPRIMEUR DE LA FACULTÉ DE MÉDECINE

RUE MONSIEUR-LE-PRINCE, 29 ET 31

1876

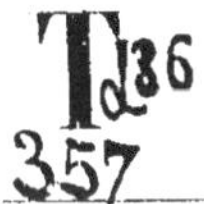

DE LA
MANIE RHUMATISMALE

PAR

Léon MARESCHAL,

Docteur en médecine de la Faculté de Paris,
Aide-major stagiaire au Val-de-Grâce.

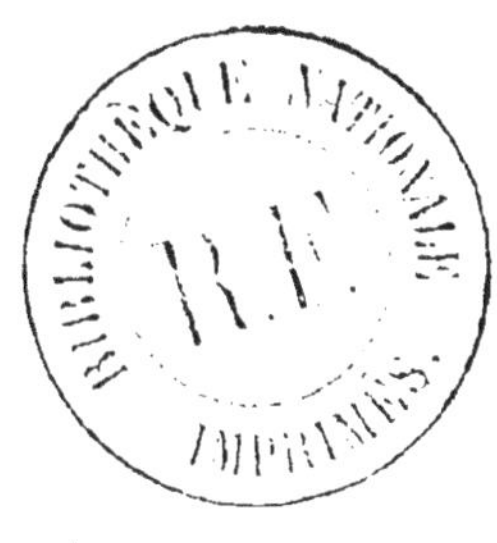

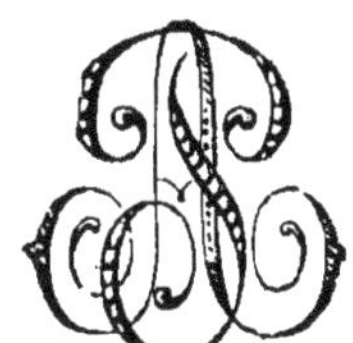

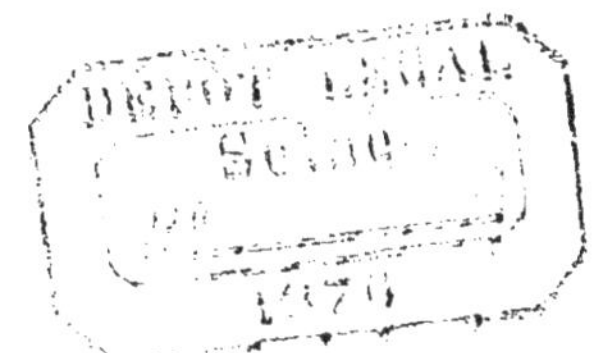

PARIS

A. PARENT, IMPRIMEUR DE LA FACULTÉ DE MÉDECINE

RUE MONSIEUR-LE-PRINCE, 29 ET 31

1876

A MON PÈRE

A MA MÈRE

A MA SŒUR

A MON FRÈRE

A MON BEAU–FRÈRE

A MA BELLE-SŒUR

A MON AMI Gabriel VANDERQUAND

A MES AMIS

DE LA

MANIE RHUMATISMALE

❦

INTRODUCTION.

Parcourant quelques-uns des ouvrages traitant du rhumatisme cérébral, maladie dont nous voulions faire le sujet de notre thèse inaugurale, notre attention fut attirée vers une des formes ou manifestations de cette maladie, dont on trouve à peine quelques traces dans les auteurs sous le nom de folie rhumatismale, et sur laquelle, par conséquent, la bibliographie est assez restreinte.

Un hasard heureux voulut qu'à ce moment, dans le service de M. Laveran, professeur au Val-de-Grâce, il y eut un cas de rhumatisme cérébral, revêtant la forme de démence; nous allâmes voir ce malade, et dès lors, sur les conseils du professeur, nous nous sommes décidé à étudier cette maladie.

La question du diagnostic ou plutôt de la connaissance de cette affection pouvant entraîner peut-être par la suite une thérapeutique rationnelle et utile, notre intention a été simplement de rechercher dans les différentes publications les quelques cas qu'on y trouve, de réunir ces matériaux, d'y ajouter une observation que nous devons à l'extrême obligeance de M. Laveran, et de faire enfin de tous ces matériaux un tout compacte qui réunisse autant que possible tous les cas connus, et puisse servir à des praticiens plus exercés pour continuer l'étude de cette forme de maladie dont il est est encore difficile de prévoir l'importance étiologique dans les maladies mentales.

Mon vœu le plus cher est d'arriver à ce but, mais avant d'entreprendre mon sujet, qu'il me soit permis ici d'exprimer toute ma reconnaissance à mon maître, M. le professeur G. Sée, pour les notions essentiellement pratiques que j'ai pu puiser dans ses savantes leçons que je regrette de ne pouvoir suivre plus longtemps.

Que M. Laveran reçoive également tous mes remerciements pour l'extrême bienveillance qu'il m'a montrée en me donnant de nombreux renseignements, et en ayant bien voulu me communiquer l'observation du malade de son service, observation que j'ai relatée sous le numéro 2.

Obs. I. — Dr Mesnet (1).

M. A..., âgé de 23 ans, célibataire. Ce jeune homme, d'une constitution assez bonne, d'un tempérament nerveux, n'a jamais eu de grandes maladies, si ce n'est dans son enfance une fièvre continue sur la nature de laquelle nous n'avons pas eu de renseignements précis.

Il a reçu une éducation distinguée, il a eu des succès dans ses études, et s'est montré depuis sa sortie du collége un homme intelligent et actif, d'un caractère facile, il avait des amis et a vécu avec

____

(1) *Archives générales de médecine*, année 1856, tome I.

eux dans des rapports intimes. Il a toujours beaucoup témoigné d'affection à sa famille ; aucun de ses ascendants n'a été atteint d'aliénation mentale.

Il y a quatre mois, M. A... perdit 4,000 francs dans de fausses spéculations, c'était pour ce jeune homme une somme importante ; il en fut d'autant plus affecté qu'il n'en voulait rien dire à son père. Désireux de remplir des engagements qu'il avait contractés, il dut, après bien des hésitations, se décider à le lui avouer ; son père répondit pour lui ; tiré d'embarras, M. A... resta moins gai, il sortait peu et se livrait à des travaux extrêmement sérieux. Il avait conçu le projet d'une vaste entreprise qui ne put réussir, et ce fut pour lui la cause d'une vive contrariété.

A cette époque, M. A... se livrait avec excès au coït, il était affaibli, mais rien cependant n'était changé dans ses relations habituelles de famille ou de société.

Dans les premiers jours de février, survient un violent point de côté à gauche, le traitement fut sans résultat, l'état du malade s'aggravait ;

Bientôt il eut des douleurs vives dans les deux genoux, puis dans les lombes ; la marche était très-difficile, et cependant M. A... ne restait au lit qu'avec la plus grande répugnance.

D'autres accidents survinrent ; cette fois les facultés intellectuelles furent atteintes, M. A... restait des heures entières comme absorbé dans une méditation profonde ; il était complètement étranger à tout ce qui se passait autour de lui, ou si on le questionnait, ses réponses étaient lentes, il semblait chercher les mots, et laissait souvent ses phrases inachevées. On ne tarda pas à s'apercevoir du changement de son caractère, il était devenu inquiet, soupçonneux, très-irascible, et l'on put remarquer de la façon la plus évidente que quand l'intelligence présentait de semblables désordres, les douleurs articulaires ou bien n'existaient plus, ou au moins étaient considérablement diminuées. A cette époque, on reconnaît l'existence d'une pleurésie à gauche remontant jusqu'au tiers moyen de l'omoplate.

Quinze jours se passèrent avec des périodes de rémission, puis d'exacerbation se succédant avec régularité ; les jours où existait le délire, M. A... avait des hallucinations de l'ouïe et de la vue, il se croyait entouré d'espions, et un jour il s'emporta violemment contre un de ses amis qu'il accusait de le trahir.

Le malade avait été soigné par M. Masson ; MM. Andral et Lasègue avaient été mandés en consultation, et ce dernier a bien voulu, à plusieurs reprises, conférer sur la direction du traitement. Je le vis le lendemain pour la première fois avec M. le Dr Archambault. Il était dans un état d'émaciation extrême, la marche était vacillante, les forces tellement diminuées qu'il se soutenait à peine ; il avait alors une douleur assez vive dans l'articulation scapulo-humérale gauche. Je l'interrogeai, il se rendait peu compte de son état, les paroles venaient lentement, les réponses se faisaient attendre et semblaient nécessiter de grands efforts d'imagination.

Le 1er mars, pendant la journée, M. A... se leva et se coucha plusieurs fois, il disait souffrir dans l'épaule gauche. Pendant la nuit, il dormit très-peu, et voulut encore se lever.

Il n'écoutait aucune observation et semblait vivement contrarié qu'on s'opposât à sa volonté.

Le 2. Même état, douleur dans l'épaule et le cou, l'épanchement était en voie de résolution.

Le 3. Pas de douleurs articulaires, agitation, hallucinations de l'ouïe et de la vue ; il entend la voix de son père, il croit qu'on l'assassine à cause de lui.

Le 4. Un peu plus de calme, douleur vive dans le genou gauche.

Le 5. Délire violent, pouls fréquent plutôt nerveux que fébrile ; la douleur est presque entièrement disparue dans le genou, hallucinations de l'ouïe et de la vue, le malade se croit dans un bain de feu. — Potion avec extrait thébaïque 0,10 centigrammes.

Le 6. Même état, agitation violente avec cris pendant la nuit, le malade voit des serpents ramper autour de lui ; pendant la journée il crie qu'il brûle, il a dans les membres des mouvements choréiformes, le genou gauche est plus sensible à la pression ; un peu de rougeur par traînées au niveau de l'articulation fémoro-tibiale et tibio-tarsienne. — Bouillon froid, bain de deux heures, potion avec sulfate de quinine 0,40 centigrammes, vésicatoire au genou gauche.

Le 7. Le bain a produit un état de calme qui a duré deux heures environ, les mouvements choréiques n'ont point cessé, cependant ils sont moins violents et se montrent surtout du côté droit ; à gauche ils sont moins étendus. Ces mouvements reparaissent vers dix heures du soir avec leur intensité première. Ce sont des contractions musculaires surtout évidentes dans le bras droit qui s'étend et se fléchit rapidement ; la main s'ouvre et se ferme tour à tour ; le malade chiffonne son drap, sa chemise, arrange et dérange constamment ses cheveux, il s'assied parfois sur son lit, puis se rejette vivement sur son oreiller ; les traits sont tirés, les yeux profondément excavés ; le même désordre se remarque du côté de l'intelligence ; il y a des hallucinations de l'ouïe et de la vue, le pouls varie de rhythme à plusieurs reprises ; tantôt il est à 70 pulsations, 80, puis vers le matin il est à 104. — Potion avec sulfate de quinine 0,60 centigrammes ; extrait thébaïque 0,10 centigrammes, bouillon et potage ; 1 bain de deux heures.

Le 8. Pas de sommeil pendant la nuit, agitation et inquiétude extrêmes. Le bain n'a produit qu'un calme momentané, le pouls est à 80, la face est pâle, la parole brève, saccadée, la déglutition convulsive ; il y a un tel désordre dans l'intelligence et les mouvements, une telle excitation nerveuse que l'état du malade inspire des craintes sérieuses. — Même traitement, on insiste sur l'alimentation.

Le 9. Trois heures de calme après le bain, vers minuit, les mouvements choréiques reprennent leur intensité. Vers le matin, il y a un peu de rémission dans les phénomènes nerveux. A plusieurs reprises, le malade reste quelques instants dans un état de demi-sommeil, le pouls se soutient à 80, l'intelligence encore profondément troublée nous semble cependant un peu plus nette, on peut obtenir quelques réponses. Le reste de la journée est un peu plus calme, les mouvements sont moins étendus quoique incessants, ils sont jusqu'à un certain point réprimés par la volonté du malade, mais ils ne tardent pas à reprendre leur irrégularité ; ils prédominent toujours à droite. — Potion avec sulfate de quinine 1 gramme, extrait thébaïque 0,10 centigrammes : bain sulfureux, bouillons, potages, un peu de blanc de poulet.

Le 10. Mieux sensible, l'intelligence est moins profondément troublée, les mouvements choréiques sont moins marqués ; il existe un gonflement notable avec douleur à la face dorsale de la main gauche, le pouls s'est ralenti ; à huit heures du matin, il est à 68 ; on continue l'alimentation, à quatre heures du soir on donne un bain sulfureux. Il produit un état de calme presque complet sans mouvements choréiques jusqu'à huit heures du soir. A ce moment, le pouls était large, résistant et irrégulier. A onze heures, un peu d'agitation, les mouvements choréiques reparaissent. — Potion avec sulfate de quinine, 1 gramme. A minuit, calme et somnolence, pouls avec le même caractère.

Le 11. La nuit a été plus calme que les précédentes ; la somnolence a persisté dans la matinée ; le pouls conserve son irrégularité. Bien que l'état général du malade soit plus satisfaisant, l'expression de la physionomie est moins bonne ; la face est pâle, les yeux sont profondément excavés ; l'intelligence est un peu moins active qu'hier, es réponses sont plus lentes, et il faut répéter plusieurs fois la question. Le malade dort quelques instants, puis se réveille pour s'endormir encore, sans paraître toutefois, tourmenté par des rêves pénibles. Le gonflement de la main a disparu. On suspend le sulfate de quinine, on insiste sur l'alimentation 100 grammes de vin de quinquina, un bain sulfureux.

Le 12. La nuit a été calme, deux heures de sommeil le matin. Le pouls est régulier (68), il a de l'ampleur, la chaleur de la peau est douce, la face a une expression meilleure, l'intelligence est plus nette, les réponses sont plus précises, il y a quelque chose d'affectueux même dans les paroles du malade ; il se laisse ausculter sans répugnance, et nous constatons que le murmure vésiculaire s'étend presque jusqu'à la base du poumon gauche, la sonorité est seulement obscure, dans une hauteur de 10 centimètres environ. Les mouvements choréiques existent toujours, mais il n'y a ni hallucination, ni agitation dans le reste de la journée. — Même régime que la veille, viandes blanches, limonade vineuse, un lavement purgatif.

Le 13. L'état d'amélioration se maintient, le pouls est régulier à 70, le malade a de l'appétit, il mange avec plaisir, l'intelligence est assez nette, les réponses sont encore un peu lentes mais justes. Cependant, M. A... n'a pas conscience de son état, il manifeste le désir de reprendre bientôt sa vie active ; il voudrait se lever, on l'engage à ne pas sortir de son lit ; il s'y soumet volontiers. Aujourd'hui, quelques douleurs vagues dans l'articulation coxo-fémorale et dans l'épaule droite, persistance des mouvements choréiques. — Même régime.

Le 15. Même état mental, les mouvements choréiques existent toujours à droite. Quelques douleurs vagues, sans gonflement articulaire, dans l'épaule droite, le genou et le pied gauches.

Le 17. Un peu d'agitation, le malade est inquiet, il insiste pour se lever, il se croit assez fort pour reprendre ses travaux, les observations l'irritent, ses réponses sont lentes, ses phrases restent la plupart du temps inachevées, la physionomie, sans avoir une expression d'hébétude, est moins intelligente que les deux jours précédents ; le pouls est régulier, peu fréquent (64), les fonctions digestives s'accomplissent bien, seulement un peu de constipation, les mouvements choréiques sont très-prononcés à droite, à gauche un peu d'indécision. — Lavement purgatif, un bain sulfureux ; alimentation comme les jours précédents.

Le 18. Beaucoup plus calme, l'intelligence est assez nette, lenteur dans les réponses, il est vrai, mais cependant elles sont justes, pas de douleurs articulaires, persistance des mouvements choréiques.

Le 21. Eruption de furoncles, en petit nombre toutefois, l'état général est bon, bien que persiste un profond amaigrissement ; l'auscultation des vaisseaux du cou révèle un bruit de souffle qu'on retrouve à la base du cœur au premier temps. L'intelligence est encore troublée, il y a de l'incertitude, de l'indécision dans les idées du malade, le regard est souvent fixe, même lenteur dans les réponses.

Sous-carbonate de fer 1 gramme. Rhubarbe 0,30 centigrammes.

Le 26. Même état général ; les mouvements persistent encore dans le côté droit, l'intelligence est encore lente, il y a chez le malade une susceptibilité extrême, des pleurs sans motifs ; il n'a pas conscience de son état de faiblesse, et ne conserve pas le moindre souvenir de ce qu'il était il y a quelques jours. Le sommeil est revenu, le malade se lève, se promène dans le jardin. Deux fois il s'est levé pendant une des nuits précédentes, comme poussé par une idée qui le forçait à sortir de son lit ; il paraissait inquiet et venait auprès du domestique chargé de le veiller. — On lui donne le soir une pilule d'extrait thébaïque 0,05 centigrammes, on continue la médication ferrugineuse.

Le 30. Les mouvements choréiques sont à peine appréciables dans le côté droit ; rien à gauche ; pas de douleurs articulaires, appétit très-bon, fonctions digestives régulières. Une première visite est faite au malade par son frère, il la supporte assez bien. Le soir, un peu d'accélération du pouls sans délire, la nuit est bonne.

Le 31. Tout symptôme fébrile a disparu.

Le 7 avril. L'embonpoint et les forces reviennent peu à peu ; en même temps l'intelligence devient chaque jour plus nette, le malade est affectueux avec les personnes qui l'entourent, il parle sans hésitation, il écrit à ses frères, à sa mère ; il peut lire quelques passages sans se fatiguer, il n'a plus de mouvements choréiques dans le côté droit ; il peut, en un mot, être considéré comme guéri.

Le 15. L'état du malade est des plus satisfaisants ; la convalescence n'a été jusqu'à ce jour troublée par aucun accident. M. A... reçoit des visites de sa famille, il reprend sa gaîté, son entrain habituel ; les forces sont complètement revenues ; aucun trouble intellectuel ne s'est manifesté depuis huit jours ; la guérison, en un mot, est parfaitement établie.

Obs. II. — Recueillie par M. Laveran, professeur agrégé au Val-de-Grâce. — Rhumatisme articulaire aigu ; pneumonie du côté gauche ; péricardite ; endocardite ; manie.

Delaplace (François), âgé de 23 ans, soldat au 135ᵉ de ligne, entre au Val-de-Grâce le 9 février 1876.

Il y a huit jours, le malade, en descendant de garde, a été pris de frisson, puis de point de côté à gauche et de douleurs dans le genou gauche; toux avec expectoration jaunâtre peu abondante; céphalalgie.

Le 10 février, on constate ce qui suit : fièvre vive (40,4 le 9 au soir, 39,2 le 10 au matin, et 40,3 le soir); dyspnée, point de côté sous-mammaire à gauche ; crachats rouillés caractéristiques. Le poumon droit respire bien ; à gauche et en arrière, dans le tiers inférieur de la poitrine, matité, souffle tubaire, râles crépitants fins. Douleurs articulaires très-vives dans les genoux qui sont tuméfiés. L'intelligence est nette ; le malade répond bien aux questions qui lui sont faites ; c'est la première fois qu'il est pris de rhumatisme, et il n'y a pas, parait-il, d'antécédents rhumatismaux dans la famille.

Diagnostic : pneumonie du côté gauche et rhumatisme articulaire aigu (5 ventouses scarifiées sur le côté gauche; potion avec tartre stibié 0,10 cent. et extrait d'opium, 0,05 cent.)

Les jours suivants, la pneumonie cède la première place au rhumatisme, qui envahit d'abord toutes les articulations des membres inférieurs, puis celles des membres supérieurs.

Les articulations sont très-douloureuses ; il existe de la tuméfaction et même de la rougeur aux genoux, aux cous-de-pied, aux poignets ; le souffle tubaire persiste à gauche et en arrière ; la fièvre tombe le 13 février, ce qui semble annoncer que la pneumonie est en bonne voie de résolution.

11 février. 38,4 le matin, 39,2 le soir.

Le 12. 38,2 le matin, 39,2 le soir.

Le 13. 37,9 le matin, 37,8 le soir.

Le 14. 37,2 le matin, 37,8 le soir.

La potion stibiée est continuée ; liniment camphré opiacé et ouaté sur les articulations les plus douloureuses.

Le 13 au soir, en consultant le cœur qui, jusque-là, n'avait rien présenté d'anormal, je constate un bruit de frottement rude étendu à toute la région précordiale ; le malade ne souffre pas, la dyspnée est seulement plus grande qu'à l'ordinaire. Le rhumatisme se complique évidemment de péricardite. (4 Ventouses scarifiées dans la région précordiale.

Le 14. Les douleurs articulaires ont disparu presque complètement; les signes de péricardite s'accentuent ; la nuit a été mauvaise ; le malade a beaucoup souffert d'un point de côté sous-mammaire gauche, dyspnée très-forte (48 inspirations par minute) ; la face est légèrement cyanosée et couverte de sueur. Le choc du cœur est faible, les bruits sont profonds, frémissement cataire ; bruit de frottement rude et superficiel accompagnant la systole et la diastole ventriculaire, pouls régulier.

En même temps que la péricardite augmente rapidement d'intensité, il se fait une nouvelle poussée de pneumonie à gauche.

Le 13. On trouve du souffle tubaire et de la bronchophonie dans toute la hauteur du poumon gauche en arrière. Dyspnée toujours très-forte (48 inspirations par minute); mêmes signes à l'auscultation du cœur.

Le 14. 12 sangsues sont appliquées sur la région précordiale.

Le 15. Vésicatoire en arrière et à gauche, 4 pilules de digitale de 0,05 cent. chacune. (Continuées les jours suivants.)

Les 16-18. Dyspnée un peu moins forte (36 à 40 inspirations par minute); les douleurs articulaires reparaissent dans le poignet droit, puis dans le genou gauche. La fièvre est assez vive :

Le 15. 36,8 le matin, 37,9 le soir.

Le 16. 38,5 le matin, 39,4 le soir.

Le 17. 38,8 le matin, 39,3 le soir.

Le 18. 38,5 le matin, 39,9 le soir.

Le 19. 38,5 le matin, 38,7 le soir.

Le 19. Le bruit de frottement rude persiste à la région précordiale; il a son maximum vers la base du cœur; la matité augmente d'étendue; le choc est faible, les bruits normaux sont difficilement perçus, l'épanchement péricardique s'accroît évidemment. Du côté gauche de la poitrine, la matité persiste dans les deux tiers inférieurs, les vibrations thoraciques sont notablement affaiblies; souffle moins fort, voix chevrotante, la pneumonie paraît s'être compliquée d'un peu de pleurésie.

Le 20. Le poignet droit et le genou gauche sont encore douloureux; on continue la digitale; nouveau vésicatoire à gauche.

Le 24. Amélioration notable, apyrexie; le malade ne souffre plus que du poignet droit; la pleuro-pneumonie est en voie de résolution. Le souffle, l'égophonie ont disparu, râles sous-crépitants de retour dans tout le côté gauche de la poitrine; expectoration spumeuse, abondante. Au niveau de la base du cœur, on perçoit toujours un bruit de frottement rude qui masque les bruits normaux. La digitale est continuée, potion avec kermès 0,30 centigrammes. Chlorhydrate de morphine, 0,03 centigrammes. Café noir; vin de quinquina; aliments légers.

Le 27. Les douleurs articulaires ont disparu presque complètement; le poumon gauche respire bien; râles sibilants et sous-crépitants, expectoration toujours abondante. C'est du côté du cœur que se concentre maintenant tout l'intérêt. La matité précordiale remonte jusqu'à la deuxième côte, le choc et les bruits du cœur sont imperceptibles ; le frottement péricardique se limite de plus en plus vers la base du cœur, et il est beaucoup moins rude qu'au début. Le pouls bat 70 fois par minute, des intermittences se produisent à intervalles presque égaux, on en compte en moyenne 16 par minute. Pas de douleur précordiale, pas de dysphagie. On continue la digitale.

Du 28 février au 4 mars. Etat stationnaire, mêmes signes à l'examen du cœur, pouls très-irrégulier. Petite eschare au sacrum. 4 pilules de digitale, potion avec sirop de tolu et de morphine.

5 mars. Même état, un nouveau vésicatoire est appliqué sur la région précordiale.

Le 8. L'épanchement péricardique diminue, la matité est moins étendue; on commence à entendre les bruits normaux du cœur, dyspnée moins forte. Le malade est très-amaigri, très-faible, mais jusqu'ici l'intelligence est restée intacte.

Dans la nuit du 10 au 11, le malade est pris de délire, il se lève sans cesse, et empêche tous ses voisins de dormir.

Le 11, à la visite du matin, le délire persiste ; le malade est très-loquace ; il prononce avec vivacité et à haute voix des phrases qui n'ont aucune suite. Il est difficile d'attirer l'attention du malade; on y parvient cependant quelquefois, et l'on obtient alors des réponses brèves et le plus souvent inexactes. Rien de nouveau n'est survenu qui puisse expliquer l'apparition du délire ; il n'y a pas de fièvre, le malade n'a pas eu de contrariétés morales.

La nuit du 11 au 12 est très-agitée, le malade parle sans cesse ; il se lève à plusieurs reprises, mais il ne résiste pas quand l'infirmier le fait recoucher. Hallucinations de la vue, le malade dit qu'il voit des oiseaux, des chevaux de toutes les couleurs, etc.....

L'état général est assez satisfaisant; apyrexie. L'épanchement péricardique continue à se résorber. Je crois d'abord à du délire d'inanition, bien que le malade n'ait jamais été soumis à une diète absolue, et j'augmente l'alimentation. En même temps je prescris une potion avec chloral 4 grammes.

Le 14. Le malade fait à haute voix divers commandements militaires, il crie : « Aux armes ! etc., » puis il rentre dans un mutisme d'où on a de la peine à le faire sortir. Par moment, il lui semble qu'il tombe de la grêle, et il cache sa tête sous ses couvertures en disant: « Comme ça tombe ! » puis, un instant après, il se découvre, et regardant autour de lui, il dit : « Ah ! c'est fini.» Il voit des animaux qui voltigent sans cesse autour de son lit, et il les suit d'un regard étonné.

Du 13 au 17. Le délire persiste; le malade est agité, surtout la nuit; il cherche souvent à se lever, si bien qu'on est obligé de mettre un infirmier de planton à côté de son lit. Pas de fièvre, maigreur excessive, bien que le malade mange une portion d'aliments. Le pouls est toujours intermittent, le tracé sphygmographie indique des intermittences à intervalles irréguliers, et un dicrotisme exagéré. Le chloral est continué, mais le malade refuse le plus souvent de prendre sa potion.

Le 18. L'agitation a diminué, le malade dort un peu la nuit, et il n'est plus nécessaire de le surveiller d'aussi près. Quand on arrive auprès du malade, il tourne la tête d'un autre côté, et sa physionomie exprime la mauvaise humeur. En général, il refuse de répondre aux questions qu'on lui fait; quand on le presse très-fort, il répond avec brusquerie, et ses réponses, aussi brèves qu'inexactes, accusent un trouble intellectuel profond. C'est ainsi que Delaplace ne se rappelle ni le numéro de son régiment, ni son âge, ni le nom de la ville qu'habite sa famille.

La matité précordiale a repris ses dimensions presque normales, on sent le choc de la pointe du cœur, le bruit de frottement péricardique a disparu ; les bruits normaux du cœur s'entendent bien, il existe un bruit de souffle à la pointe et au premier temps. Insuffisance mitrale, suite d'endocardite compliquant la péricardite. Râles sibilants et ronflants dans la poitrine.

Du 20 au 24. Délire calme, avec tendance à la tristesse; le malade pleure facilement. Je lui demande à plusieurs reprises la cause de ces larmes ; il m'a dit qu'il a revu sa mère morte depuis longtemps. Le malade est taciturne, il cherche toujours l'isolement; se face pâle, osseuse, amaigrie, porte l'empreinte d'une tristesse profonde.

Le 23. Léger mouvement fébrile, l'eschare du sacrum est le point de départ d'une rougeur érysipélateuse et de traînées de lymphangite qui viennent aboutir aux ganglions inguinaux.

Quelques badigeonnages iodés arrêtent le developpement de l'érysipèle et de la lymphangite.

Le pouls présente toujours des intermittences, le bruit de souffle persiste à la pointe et au premier temps.

Le 26. Beaucoup d'agitation cette nuit, le malade s'est levé à plusieurs reprises, et a cherché à briser tous les objets placés autour de lui ; ce matin, il se renferme dans son mutisme habituel; il regarde autour de lui d'un air effaré, comme s'il suivait dans l'espace des

êtres imaginaires. A plusieurs reprises, il fond en larmes sans vou_
loir dire la cause de sa tristesse. La lymphangite a disparu ; le pouls,
qui bat 65 fois par minute, est assez régulier, mais petit et très-di-
crote, comme le montre le tracé sphygmographique ; le bruit de souffle
persiste, mais moins fort.

Le 30. Le malade présente tout à fait le faciès de certains lypéma-
niaques ; il est toujours triste, indifférent à ce qui se passe autour de
lui ; on le fait lever pour l'asseoir dans un fauteuil pendant quelques
heures tous les jours ; on le fait manger et boire, et il se prête à tous
ces actes d'une façon presque passive. Il ne va jamais sous lui ; les
nuits sont assez bonnes.

Bien que le malade s'alimente régulièrement, sa maigreur est toujours excessive ; il ne pèse que 47 kil. 500.

Les mouvements sont lents, difficiles, à cause de la faiblesse générale, mais ils se font régulièrement. Il n'y a ni paralysie, ni incoor-
dination motrice.

L'examen ophthalmoscopique, fait à plusieurs reprises, n'a rien
révélé d'anormal.

Les urines n'ont jamais été trouvées albumineuses.

Du 1er au 15 avril. Etat stationnaire, mutisme presque absolu. L'expression de la physionomie est toujours celle de la tristesse ou de la
mauvaise humeur. ; le malade s'irrite contre les infirmiers qui sont
chargés de le faire lever. D'une façon générale, sa mauvaise humeur
augmente quand on fait quoi que ce soit pour le tirer de son apathie ; il mange seul et sans se faire prier une portion d'aliments.
L'amaigrissement persiste.

Le bruit de souffle diminue d'intensité ; le pouls est régulier, très-
lent (50 pulsations par minute), bien que le malade ne prenne plus
de digitale depuis fort longtemps.

Le 25. Le malade est un peu moins sombre, moins indifférent à ce
qui se passe autour de lui. Il mange deux portions et se promène une
partie de la journée.

Un oncle du malade me fournit les renseignements suivants : le
père de Delaplace est mort d'une maladie de langueur et sa mère est
morte à la suite de couches ; personne dans la famille n'a jamais été
atteint d'aliénation mentale. Il y a quatre ans, Delaplace a eu une
fièvre typhoïde (?), et il a déliré pendant quelques jours. En dehors
de cette circonstance, il n'a jamais présenté aucun trouble intellectuel ; pas d'habitudes alcooliques.

Obs. III (1). — Recueillie par M. Delioux, professeur à l'école navale de Brest. — Cas d'aliénation mentale survenue à la suite d'un rhumatisme articulaire aigu.

Il s'agit d'un jeune soldat entré le 17 novembre à l'hôpital militaire de Brest, malade depuis deux jours et qui offre les symptômes suivants qui font donner à la maladie le nom un peu vague de fièvre muqueuse : vomissements, constipation, gargouillement iléo-cæcal, troubles nerveux, tels que céphalalgie, douleurs erratiques, abattement. Puis, après trois jours de durée de ces symptômes, se déclare le 20 novembre une attaque très-bien caractérisée de rhumatisme articulaire aigu, fièvre, douleurs intenses avec tuméfaction considérable dans les articulations des genoux et des pieds. Une saignée de bras de 400 grammes, des onctions de pommade belladonée sur les articulations endolories et un lavement purgatif amènent le lendemain un peu d'amélioration dans l'état des articulations envahies. Le rhumatisme n'a pas envahi d'autres articulations. On prescrit une application de sangsues autour de chaque articulation tibio-fémorale, des onctions belladonées sur les pieds, administration de la vératrine à l'intérieur, à la dose de 5 milligrammes. Le même traitement est continué le 22.

Le 23, il se manifeste une amélioration générale, il n'y a point de fièvre.

Le 24, les douleurs et la tuméfaction articulaires ont totalement disparu. Le malade qui avait été jusque-là maintenu à la diète à cause des accidents gastro-intestinaux au début, lesquels avaient d'ailleurs cessé depuis l'invasion franche du rhumatisme, est admis à une alimentation légère.

Du 24 novembre au 1er décembre, le malade paraissait en convalescence ; le 1er et le 2, il se lève et marche sans douleur, il reprend ses forces et l'apparence de la santé.

Le 3, sans nul prodrome, tout à coup il survient dans les facultés intellectuelles de ce jeune soldat une perturbation qui frappe d'étonnement tous les assistants. Il déraisonne sur toutes les séries d'idées que l'on cherche à éveiller en lui, son délire porte principalement sur la conviction qu'il n'existe plus, qu'il est mort. Son visage a l'empreinte d'une profonde tristesse, il repousse toute tentative d'investigation et affirme qu'il n'a plus aucune souffrance. Il est sans fièvre, son pouls est normal.

(1) *Gazette des hopitaux*, 10 octobre 1857.

Les jours suivants il devient taciturne, silencieux et tombe dans une inertie absolue. En deux jours, il arrive à un état d'affaissement, de faiblesse et d'émaciation extrêmes.

Le 5, il était dans un état comateux, il y avait incontinence d'urine et constipation permanente. Jugeant cet état très-grave, je fis appliquer d'abord deux larges vésicatoires à la face interne des cuisses près des genoux. Des pilules purgatives à l'aloès et au calomel furent prescrites, mais il fut impossible de les faire prendre. Deux autres vésicatoires furent appliqués aux jambes le jour suivant.

Sous l'influence de cette médication, l'état du malade parut s'amender, le pouls se releva, le coma fit place à de la somnolence qui cessa même peu à peu. Il consentit pour la première fois, depuis l'invasion des accidents cérébraux à prendre quelques légers aliments, on triompha lentement de sa propension à l'immobilité ; lorsqu'il consentit à se mouvoir, ses mouvements ne parurent point entravés par un affaiblissement paralytique.

Le 8, l'inertie avait fait place à de l'agitation et à une véritable jactitation. Le malade cherchait souvent à se lever de son lit et parfois à s'enfuir.

Dans la nuit du 8 au 9, il survint des sueurs très-abondantes, il n'y en avait pas eu dans le cours de l'attaque du rhumatisme. A partir de ce moment, l'amélioration parut faire quelques nouveaux progrès. Bref, l'état mental s'améliorait graduellement. A partir du 22 décembre, le malade redevient docile, paisible, et n'a plus manifesté depuis d'incohérence dans ses paroles ni dans ses actes, mais il est resté triste et peu communicatif.

Le 27 janvier, ce jeune militaire quittait l'hôpital avec un congé de convalescence. Il est utile d'ajouter que ce jeune homme, avant la maladie qui l'a conduit à l'hôpital, n'a jamais présenté aucun trouble intellectuel.

Obs. IV (1). — Rhumatisme aigu ; apparition de la folie lors de la suppression de la maladie articulaire ; amélioration lors du retour de la maladie dans les articulations ; alternative ; guérison après trois mois de durée.

Une pauvre femme, âgée de 50 ans, non mariée, vivant dans la misère, fut admise le 10 mars 1857 à la clinique de Tubingue. Voici les renseignements que l'on recueillit sur elle. A l'âge de 20 ans, à sa

(1) Griesinger. Traité des maladies mentales, obs. V.

deuxième couche, elle devint folle, elle guérit au bout de trois mois, et, depuis cette époque, elle eut une troisième couche qui se passa sans accident. Pendant ces dix dernières années, elle a toujours joui d'une bonne santé. Quatre ou cinq semaines avant son admission, elle a été prise d'une maladie aiguë; c'étaient d'abord des douleurs de dents avec de la fièvre, puis plusieurs articulations des membres supérieurs et inférieurs sont devenues le siége d'un gonflement douloureux, en un mot, elle a eu un rhumatisme aigu. Au bout de dix jours environ, la maladie quitta brusquement les articulations, et la malade donna des signes d'aliénation mentale, elle déraisonnait tout à fait, ne comprenait plus rien, frappait autour d'elle, ne parlait plus, ou bien était d'une loquacité extrême. Elle courait partout la nuit en poussant des cris, déchirant ses effets, ou bien elle les mettait à l'envers, etc. Elle dormait et mangeait très-peu, buvait beaucoup, et de temps en temps aux questions qu'on lui adressait, elle répondait en disant que tout son corps lui faisait mal.

Au moment de son admission, la malade qui était assez forte pour son âge, n'avait pas de fièvre, pas d'affection du cœur, elle ne souffrait dans aucune articulation. Elle présentait ce jour-là, comme aussi le lendemain, un état très-manifeste de mélancolie avec stupeur. (*Melancholia attonita*), elle avait les yeux fixes, l'air profondément inquiet. Elle était affaissée sur elle-même, paraissait constamment plongée dans un rêve, ne parlait que très-rarement et d'une manière tout à fait insensée. Le deuxième jour de son admission, 12 mars, elle fut agitée et parla presque toute la nuit; le matin, elle parlait le plus souvent en vers rimés, par exemple : « Dieu entend nos clameurs, il voit mes malheurs, il voit ma langueur, etc.) Pendant la visite, elle se met dans une colère furieuse, accusant les assistants d'avoir tué ses enfants; on est obligé de la mettre dans une cellule.

Le 14 mars, il y avait de l'œdème des membres inférieurs, la malade n'avait pas de fièvre, pouls calme, pas de selles, urines non albumineuses; la nuit est plus agitée que le jour en raison des hallucinations lugubres qui tourmentent la malade. Les jours suivants, l'œdème augmente aux jambes, il envahit même les mains. Le 19, l'œdème persistait et de plus, les articulations des doigts étaient gonflées, rouges, douloureuses à la pression (ce que l'on reconnaissait aux grimaces que faisait la malade). L'articulation tibio-tarsienne droite, était surtout très-douloureuse. La percussion et l'auscultation, ne révélent aucune affection ni du cœur, ni du poumon, le pouls à 84 est plein, la peau sèche et chaude, la malade ne demande rien, elle a eu une selle spontanée elle est couchée dans son lit, assez calme. Elle ne répond pas le plus souvent quand on l'interroge, ou bien elle répond lentement *oui* ou *non*. Sa physionomie indique une indifférence et une apathie profondes. De temps à autre, elle promène lentement ses regards sur les murs ou sur son lit, et paraît rêver. Le lendemain, la tuméfaction et la douleur avaient presque complètement abandonné les articulations. La malade était très-agitée, très-loquace, disait que ses enfants étaient dans la rue et qu'on allait leur couper la tête, etc. — Depuis ce moment (20 mars), la malade resta plusieurs semaines dans un état qu'il est inutile de décrire jour par jour ; les douleurs articulaires n'atteignaient jamais une grande intensité, mais souvent il y avait une tuméfaction modérée et assez douloureuse de quelques articulations des doigts et du pied ; souvent la malade se plaignait de douleurs dans les articulations et dans les membres, de roideur dans tout le corps. Elle gardait presque toujours le lit, mais elle n'avait pas de fièvre, le cœur était normal, l'urine n'était pas albumineuse. L'appétit et le sommeil ne revinrent que très-lentement, la malade avait de temps à autre des moments de grande agitation, de délire loquace. Cependant, peu à peu son esprit devint plus lucide et plus raisonnable, elle était un peu plus gaie, et petit à petit elle commença à s'occuper. Elle ne se souvenait de rien, de ce qui s'était passé pendant les premiers temps de son séjour à l'hôpital. Vers le milieu d'avril, la malade pouvait être considérée comme complètement guérie de sa folie. Elle se plaignait encore assez souvent d'éprouver des tressaillements, un peu de vertige et de bourdonnements d'oreilles; et, jusqu'au commencement de mai, elle eut encore quelque peu de douleur et de gonflement dans quelques articulations. Mais tout cela disparut sous l'influence de bains. Le 12 mai, elle quitta la clinique dans un état de guérison parfaite.

OBSERVATION V (1).

Une dame très-délicate, âgée de trente et quelques années, ayant toujours joui d'une bonne santé, perdit un peu de ses forces à la suite de sa seconde couche et ne se rétablit que lentement après avoir eu du rhumatisme articulaire dans les membres supérieurs et inférieurs. Elle suivit un traitement hydrothérapique modifié, faisant des affusions froides sur les parties malades. La douleur et le gonflement disparurent assez vite ; mais bientôt elle commença à souffrir le

____

(1) Griesinger. Loc. cit., obs. VI.

long de la colonne vertébrale, elle éprouvait le besoin d'étendre et
d'allonger ses membres; quelquefois même, elle avait des mouvements convulsifs. Bientôt, il survint en quelques jours un état de dépression mentale qui fit des progrès rapides et arriva bientôt à l'apathie, presque même à une insensibilité complète.

La malade ne quittait plus le lit, elle ne pouvait plus se remuer,
ni s'habiller, ni manger, elle était muette, indifférente, insouciante
de tout, bientôt enfin, la mélancolie avec stupeur devint évidente.
Cette mélancolie avait moins le caractère de la douleur morale que
celui d'une insouciante complète même pour les soins de simple pro-
preté. Rien ne pouvait la tirer de cet état. La maladie se termina
d'une manière favorable. Cette femme guérit sous l'influence des
bains de Malt additionnés de sel marin ; d'un seton au cou, de vésicatoires volants appliqués dans le dos, de l'aconit uni au gaïac, et plus
tard, des bains de mer (Flemming psychosen, p. 88).

Obs. VI (1). — Chorée aiguë; hallucinations; agitation
maniaque; guérison.

Carteaux (Eulalie), 22 ans, entre le 9 mars 1858 à la Salpêtrière
dans le service de M. Métivié.

Cette femme a joui d'une bonne santé pendant son enfance, jamais
elle n'a éprouvé d'accidents nerveux. Il y a deux ans, elle eut un
chancre qui s'accompagna de bubons indurés et de taches à la peau,
et elle subit à la Charité et à Saint-Louis, un traitement mercuriel
complet. Depuis ce temps, sa santé s'est altérée, les époques apparurent plus abondantes que jamais, la malade devint plus nerveuse,
plus impressionnable; enfin, l'hiver dernier, elle eut la grippe, puis
une ophthalmie qui la tourmenta beaucoup.

Au mois de janvier, C... éprouva une vive terreur en voyant une
femme que l'on voulait jeter par la fenêtre. Quelques jours après des
mouvements choréiques se manifestèrent et augmentèrent rapidement
d'intensité.

Au bout de 15 jours, elle entra à la Charité dans le service de
M. Briquet, où on lui donna du fer et des pilules calmantes chaque
soir. Néanmoins, la chorée persista. En outre, la malade m'a rapporté
plus tard que son sommeil était toujours interrompu par des rêves,

(1) Marcé. De l'état mental dans la chorée (Mémoires de l'Académie
de médecine, 1860, obs. XVI.

que le soir, avant de s'endormir, elle voyait autour d'elle des diables,
des têtes de morts, des objets effrayants de toute nature. Elle croyait
qu'on venait l'étrangler et sentait sa respiration profondément gê-
née. Ces hallucinations apparaissaient le soir ou le matin au moment
du réveil, quelquefois même pendant le sommeil de la nuit ; aussi
se réveillait-elle souvent en poussant des cris qui troublaient toute
la salle.

La malade ne resta que peu de jours à la Charité, elle en sortit
pour aller chez une de ses amies ; puis de là, elle rentra à l'hôpital
Necker. Son état moral, déjà bizarre, extravagant, enclin à la dé-
fiance, était pour beaucoup dans ses incessantes migrations. De l'hôpital Necker, elle se fit transporter chez une de ses tantes à Saint-
Denis. Là, la chorée ne fit qu'empirer, et en même temps, le désordre
intellectuel acquit une telle intensité qu'on se décida à la transporter
à la Salpêtrière. Au moment de son entrée (9 mars), la malade pâle
et anémique, présentait une chorée générale de moyenne intensité,
la figure était grimaçante, les gesticulations étaient très-marquées
aux deux bras et aux deux jambes. Cependant, la marche était encore possible. Elle offrait en même temps, tout l'aspect d'une maniaque, et son excitation se produisait surtout à la suite d'incessantes
hallucinations. « Elle voit, dit-elle, une bohémienne auprès de son
lit ; on lui crie qu'elle est damnée, elle refuse de manger, disant qu'on
lui sert des aliments empoisonnés.

Pendant cinq à six jours, elle est traitée par des bains tièdes et par
quelques purgatifs. Au bout de ce temps, les mouvements choréiques
se calment, les hallucinations diminuent d'intensité et la malade arrive en 10 jours à un calme relatif très-considérable.

Le 20. — Les mouvements choréiques ont en grande partie disparu ; la malade tranquillement assise me raconte que chez sa tante
on avait mis des corbeaux autour de son lit pour lui faire peur et
que telle avait été la cause de son délire, qu'elle avait vu et senti des
chauves-souris dans son matelas, que son oncle lui avait donné une
liqueur ressemblant à une infusion de tilleul mais qui, en même
temps, était brûlante et destinée à l'empoisonner. Elle a expliqué
logiquement tous ses actes par les hallucinations qu'elle éprouvait.

Le 25. — Encore quelques mouvements choréiques dans les doigts
qui ne peuvent un instant rester en place, la malade est toujours
calme, mais elle parle avec colère de son oncle et de sa tante, et elle
conserve encore sa prévention contre eux. Sur les autres points pas de
délire. Même traitement.

Le 6 avril. — La malade mange bien, l'appétit et la force reparaissent, le sommeil est léger mais calme ; la malade a mal reçu son oncle dimanche dernier, et croit toujours qu'on a voulu l'empoisonner.

Quinze jours après, la malade quittait l'hôpital sans que j'aie pu la revoir, elle était parfaitement calme, les mouvements choréiques avaient disparu ; je n'ai pu savoir ce qu'il est advenu de sa dernière idée délirante.

Obs. VII (1). — Chorée compliquée de délire maniaque. Mort.

Mme X..., âgée de 22 ans, blonde, un peu chlorotique, réglée irrégulièrement, d'une intelligence assez vive, n'a éprouvé aucun accident nerveux pendant sa jeunesse et n'a jamais offert de symptômes d'hystérie.

Mme X... est mariée depuis six semaines seulement. Le 4 avril 1857, elle écrit à son frère une lettre offrant quelques incohérences et quelques mots passés. Le lendemain elle va à l'église, assiste au sermon, sans que dans ses allures on remarque rien d'anormal.

Le 6 avril. — La journée fut bonne et cependant, Mme X... répéta plusieurs fois à son mari qu'elle sentait sa langue sauter involontairement dans sa bouche.

Dans la nuit du 6 au 7 mai, il y eut une hallucination terrible qui troubla le sommeil de la malade et la réveilla en lui faisant pousser des cris ; elle voyait la mort, des sorciers, des objets effrayants. Néanmoins, la journée du 7 fut bonne, Mme X... put dîner en famille, bien que de temps à autre, silencieuse et préoccupée.

Le 8 avril, il y eut au milieu de la journée, sans cause suffisante, un rire convulsif qui étonna les assistants, jusque-là d'ailleurs on n'avait rien remarqué de saillant, sinon que Mme X... était un peu maladroite et laissait tomber divers objets.

Le 9, à dix heures du matin, après une nuit qui avait été assez calme, survint progressivement un premier accès d'agitation maniaque, la malade très-exaltée parle, s'inquiète, s'agite ; on ne remarque aucune lésion du mouvement.

Le 10 et le 11, les accès d'agitation apparaissent à peu près régulièrement deux fois par jour, le matin vers onze heures et le soir vers onze heures également. On donne le sulfate de quinine puis le valérianate de quinine.

Le 12 au matin, l'accès manque et la malade est assez bien pour pouvoir *chanter, jouer du piano* ; l'agitation reparaît avec une nou-

(1) Marcé. Loc. cit., obs. XVII.

velle intensité, le soir, elle persiste le 13, 14, 15, sans aucune interruption ; le 15 au soir, M. Baillarger voit la malade en consultation et il est frappé de l'incohérence toute spéciale des mouvements qui le fait de suite penser à la chorée, et cependant cette complication était loin d'être manifeste, puisque M. Blache, appelé le même jour, nie l'existence de la chorée.

Je ne vois la malade que le 17 au matin, la journée du 16 avait été fort agitée ; les mouvements choréiques ont une violence extraordinaire ; la malade placée dans son lit se projette à droite et à gauche, et serait brisée contre la muraille si on ne la protégeait à l'aide de matelas ; les traits sont altérés, la figure grimaçante, les pupilles contractées ; la malade n'a conscience de rien de ce qui l'entoure. Au milieu de son délire, elle fait entendre quelques paroles incohérentes : « Eloignez-vous... je veux m'en aller..., puis des cris rauques et inarticulés.

La peau n'offre pas de chaleur fébrile ; le pouls n'est pas accéléré, il est du reste impossible de le compter, tant est grande l'agitation.

Le soir, convulsions choréiques générales avec renversement de la tête en arrière. Bain prolongé qui amène un peu de calme pendant la nuit. Extrait thébaïque, 0 gr. 01 centigr. toutes les heures.

Le 18. La malade a eu beaucoup de peine à être maintenue dans son bain, et la nuit a été fort mauvaise. Pendant la journée du 18, l'agitation continue ; on est obligé d'enlever la camisole qui, mise quelques heures seulement, amenait déjà quelques excoriations aux coudes et aux épaules ; c'est à peine si la malade peut boire un peu de lait ; elle a pris près de 25 centigrammes d'extrait thébaïque sans éprouver le moindre calme.

Pendant toute la nuit du 18 au 19, l'agitation fut terrible, et il y eut encore une attaque convulsive avec mouvements cloniques et renversement de la tête en arrière.

Vers le matin, la malade s'épuise et elle succombe vers 7 heures ; presque immédiatement après la mort, des vergetures nombreuses apparurent sur tout le corps, et le trajet des veines se dessina sur la peau en lignes bleuâtres. La décomposition cadavérique se fit avec une grande rapidité ; l'autopsie ne put être faite.

Obs. VIII (1). — Rhumatisme polyarticulaire aigu; endo-péricardite; troubles intellectuels, caractérisés par de la mélancolie, puis par du délire et des hallucinations.

Boncler, âgé de 21 ans, engagé conditionnel au 57ᵉ de ligne; entré à l'hôpital le 18 mars 1875.

Ce malade souffrait déjà depuis huit jours de douleurs vagues, erratiques dans les articulations, sans fièvre, sans malaise très-prononcé, lorsque le 16 mars, des douleurs plus fortes apparaissent aux deux genoux sans réaction fébrile trop marquée; puis ces jointures se gonflent en même temps que les autres présentent une sensibilité plus vive; il s'alite et entre à l'hôpital le 18.

On constate alors un rhumatisme articulaire subaigu, ayant pour siége les articulations tibio-tarsiennes, les poignets et les deux genoux. Dans ces derniers il existe une tuméfaction très-notable, due à de l'œdème péri-articulaire et à un épanchement dans la synoviale. Fièvre d'ailleurs modérée; langue blanche humide; sueurs, pâleur très-marquée de la peau; rien au cœur. On prescrit 8 pilules contenant chacun 1 décigramme de sulfate de quinine et 5 centigrammes de poudre de digitale. Un vésicatoire sur chaque genou.

Le 19. Même état, tendance aux sueurs profuses, 6 pilules.

Le 21. Les douleurs dans les genoux ont complètement disparu sous l'influence du vésicatoire; mais les épaules se prennent ainsi que les coudes et les autres articulations restent douloureuses. Fièvre plus vive, langue sèche et jaunâtre; insomnie, constipation; 8 pilules, lavement huileux.

Le 22. Même état.

Le 23. — Les douleurs ont diminué partout, mais la fièvre persiste. On perçoit pour la première fois un souffle doux à la pointe du cœur et vers la base un frottement qui occupe tout le premier temps. Langue sèche et noirâtre. 8 pilules, 6 ventouses scarifiées.

Le 25. Le souffle et le frottement sont devenus râpeux; le cœur est pris de palpitations fréquentes et très-douloureuses; la langue reste sèche; l'abattement, peu marqué les premiers jours, s'accentue de plus en plus. 6 pilules; extr. de quinquina, 2 grammes. Vésicatoire à la région précordiale.

Le 27. Les bruits cardiaques conservent toujours le caractère de râpe, mais pas d'augmentation dans la matité du cœur; langue sèche,

(1) Vaillard, médecin aide-major. (Recueil de mémoires de médecine, de chirurgie et de pharmacie militaires. Janvier-février 1876.)

Mareschal.   3

presque cornée, fièvre encore intense. — 8 pilules : extrait de quinquina, 2 grammes.

Le 1er avril. La fièvre et les douleurs ont complètement disparu ;
la langue est redevenue nette et propre ; mais, malgré l'application
d'un second vésicatoire, les bruits du cœur ne perdent rien de leur
rudesse.

Le 4. Le malade qui avait jusqu'ici manifesté une certaine gaîté,
un certain entrain même au milieu de ses souffrances, devient tout
à coup, sombre, rêveur, taciturne ; il parle peu, montre une figure
chagrine, inquiète, pleure parfois et, quand il parle, entretient ses
camarades de ses appréhensions au sujet de sa famille, et cela sans
raison, car il recevait fréquemment des lettres de sa sœur. Absence
presque complète de douleurs articulaires.

Le 5. Boncler demande à partir pour aller voir son père qu'il suppose mourant ; il parle moins qu'hier et pleure plus souvent.

Le 6. Le malade se renferme dans un mutisme dont il est très-
difficile de le faire sortir : pressé de questions, il répond que son
père l'a maudit, que sa famille est ruinée, qu'il ne peut plus vivre ;
des voix parlent à son oreille, répétant à son oreille la malédiction
de son père ; il pleure à chaudes larmes, refuse tout traitement, toute
nourriture, sous le prétexte qu'il est inutile de prolonger une existence qui n'a plus de raison d'être. Le reste de la journée se passe
dans un silence absolu ; les yeux sont fixes, immobiles, comme atta-
chés sur des objets invisibles. Les douleurs articulaires sont nulles ; le
souffle cardiaque reste râpeux.

Le 7. Même obstination dans le silence ; cependant, il dit voir des
bêtes féroces qui bondissent autour de son lit, prêtes à le dévorer : il
se sent destiné à une mort prochaine, car des êtres dont il ne peut
définir la nature sont assis au pied de son lit, le menacent sans cesse
et lui soufflent, dit-il, la mort dans la tête ; puis il se sent mourir et
refuse toute nourriture. A trois heures il se dit mort, se lamente parce
qu'il a trépassé si jeune et maudit par son père. Il fait même appeler
le médecin de garde pour constater son décès, et quand je lui démontre
la réalité de son existence, il me répond que je me moque assurément
de lui, puisqu'il est bien mort.

A dix heures du soir, Boncler fait appeler l'aumônier pour rece-
voir les derniers sacrements, et, quand le prêtre arrive, refuse de lui
répondre, si ce n'est qu'il est arrivé trop tard, qu'il ne peut secourir
un cadavre.

Depuis que ces phénomènes cérébraux ont apparu, la fièvre et les
douleurs des jointures sont restées nulles.

Le 8. A la visite du matin, on trouve le malade dans le calme le plus complet: face inclinée à gauche, yeux fermés tournés en haut, pupilles dilatées, résolution complète des membres, insensibilité absolue, paralysie des sphincters. Le malade reste dans cet état toute la journée et toute la nuit.

Le 9. Vers le matin, Boncler fait quelques mouvements lents et peu étendus quand on le pince ; les yeux sont fermés, l'intelligence paraît complètement abolie encore. Dans l'après-midi, l'intelligence semble revenir, le malade ouvre les yeux, les dirige du côté de celui qui lui parle, comprend bien peut-être, mais ne répond pas : est-ce mutisme volontaire, est-ce impossibilité d'articuler ? Presque toute trace de paralysie a disparu partout, la langue se meut librement ; la sensibilité est plus réelle, excepté toutefois celle des sphincters, car le malade urine encore dans son lit.

Le 10. Le malade prononce quelques paroles, saisit très-bien nos questions, mais on voit très-nettement sur sa figure qu'il refuse d'y répondre, car il sourit d'une manière ironique quand nous lui demandons avec insistance le motif de son silence. L'amaigrissement a fait des progrès considérables.

Le 11. Même mutisme; quelques hallucinations de la vue ; le malade voit des animaux immondes courir sur son lit. Il refuse de prendre les aliments et les médicaments prescrits, parce qu'il a peur d'être empoisonné.

Le 12. Les hallucinations disparaissent ; mais la mélancolie survient profonde, invincible, torturante, indocilité marquée, le malade refuse absolument les aliments de choix qu'on lui prescrit, demande le régime ordinaire des autres malades, et quand on lui donne, le refuse encore parce que ses camarades de la caserne n'en ont pas autant ; il gémit sans cesse, pleure sans motif, s'inquiète de nouveau sur son état de fortune et sur sa famille qu'il croit ruinée.

Le 13. Il commence un peu à manger, mais les troubles intellectuels persistent ; il nous assure qu'il est aveugle, que ses yeux ont été rongés par les animaux qui grouillent sur son lit, et quand on cherche à le convaincre du bon état de ses yeux, il rit de notre bonhomie

Le 14. Le malade, qui ne s'était pas encore levé, témoigne aujourd'hui le désir de faire une promenade, mais les jambes lui refusent tout service. Il reste assis dans un fauteuil, et montre une résistance opiniâtre quand on veut le faire coucher. A peine est-il dans son lit, qu'il se lève de nouveau, parcourt la salle, ses habits dans son bras, demandant à quitter l'hôpital pour retourner à Paris ; et quand on lui fait espérer un congé qui lui permettra de revoir sa famille, il se met à hocher la tête d'un air attristé, parce que jamais le chemin de fer ne voudra accepter un enfant maudit. Il commence à manger un peu.

Le 16 Boucler descend dans la cour, mais reste seul dans un coin, sombre, muet, pleurant quand on lui parle, en proie à des idées tristes qu'il laisse percer dans quelques paroles. Il est très-faible.

Le 16. Son père arrive ; il ne lui parle presque pas, divague sans cesse, à tout propos, ne suit pas les idées qu'on lui soumet, et leur donne des réponses très-singulières, sinon contraires. Il n'a témoigné aucun plaisir de voir son père, aucun sentiment n'a été éveillé chez lui. Les forces ne reviennent pas; l'amaigrissement semble même faire des progrès. Les détails que nous donne le père de Boucler écartent toute supposition d'antécédents héréditaires et de prédisposition antérieure.

Cet état phrénopathique va toujours en diminuant, mais persiste encore au moment de son départ, qui a lieu le 21 avril; Boucler, quoique plus soumis, jette encore mille embarras à travers les projets que son père forme pour le distraire; des craintes naïves, futiles, se montrent toujours. Il parle peu, lentement, avec peine; comme si les idées s'associaient avec difficulté chez lui.

La guérison du nommé Boucler s'est confirmée ; à sa rentrée au corps, il avait recouvré toute son intelligence, mais ne conservait aucun souvenir des phases de sa maladie. Malgré la persistance d'un ouffle au premier temps et à la pointe du cœur, il a pu continuer son service comme engagé conditionnel, et subir ses examens avec succès.

OBSERVATION IX (1).

Baudrit, âgé de 21 ans, appartenant à la deuxième portion du contingent de la Gironde ; entré à l'hôpital le 18 mai 1875.

Au moment de son entrée à l'hôpital, ce malade présentait un rhumatisme polyarticulaire aigu avec fièvre intense, douleurs excessives, une sorte de prostration inusitée dans cette affection et de la sécheresse de la langue, qui ne tarde pas à devenir croûteuse les jours suivants. Au troisième jour apparaît un souffle très-rude à la base du cœur, avec redoublement fébrile; mais le 21, les douleurs diminuent et on constate dans l'état général une amélioration très-sensible.

(1) Vaillard. Loc. cit.

Les articulations présentaient à peine un peu de sensibilité, et à part le souffle râpeux du cœur, la convalescence semblait définitivement établie, lorsque, le 4 juin, survint une modification très-apparente dans le caractère : le malade était taciturne, inquiet, causait moins que d'habitude avec ses camarades, ou ne leur parlait que pour les entretenir de sa crainte extrême de la mort.

Le 5. La parole devint très-embarrassée par suite d'un bégayement considérable qui n'existait pas les jours précédents ; les mots semblent aussi le fuir, il ne peut exprimer sa pensée qu'après des efforts nombreux comme s'il y avait amnésie partielle ; pupilles dilatées.

Le 6. Quand on l'interroge, il répond à peine par des phrases, des mots inachevés, laissant deviner des idées bizarres que la crainte de a mort suggère ; le malade fait appeler l'aumônier et demande la communion.

Le 7. Baudrit refuse de manger, garde un silence profond, et ne répond à aucune des questions qui lui sont adressées. Vers l'après-midi, il pleure, quand on s'approche de lui, et, par des mots entre-coupés, assuré qu'il est mort et que les soins sont désormais inutiles ; pupilles dilatées, pas de trouble, de la sensibilité ou de la motilité. Insomnie.

Le 8. Pupilles dilatées, figure prostrée ; le malade répond toujours avec lenteur, répugnance et par monosyllabes. Il est en proie à des hallucinations de l'ouïe ; les camarades lui parlent trop, le tracassent, l'insultent ; il les entend se concerter entre eux pour le dénigrer auprès de ses chefs et le traduire en conseil de guerre. Vers le soir, il se renferme dans un mutisme absolu ; impossible d'arracher une parole, le moindre geste d'assentiment. Cependant nos questions sont comprises ; mais il montre de la mauvaise humeur parce qu'on lui parle, ses traits se contractent, il tourne la tête, des larmes viennent parfois ; il retire le bras que l'on prend pour examiner le pouls, serre les dents avec violence quand on essaie de lui faire avaler les médicaments prescrits. Pupilles dilatées, pâleur générale, amaigrissement, insomnie.

Le 9. Même mutisme, même impatience à la moindre interrogation ; refus absolu de prendre la nourriture et les potions.

Le 10. Le malade a uriné dans son lit ; rien de caractérisé du côté de la sensibilité et de la motilité ; même tristesse, même refus de prendre la nourriture qu'on est obligé d'introduire presque par force. Par la douceur on n'obtient aucune réponse ; si on élève la voix, si on insiste avec un simulacre de colère, le malade essaye de répondre et dit quelques mots incomplets où l'on retrouve les mêmes hallucinations que précédemment. Insomnie continuelle, le malade reste toujours éveillé comme s'il craignait quelque danger.

Deux bruits de souffle au cœur : l'un à la pointe, l'autre à la base ; pouls à 45, régulier, pas de chaleur à la peau.

Le 11. Pupilles dilatées, pouls irrégulier, intermittent, inégal à 51. Refus de parler si ce n'est quand on l'interroge à grosse voix ; mêmes hallucinations. Toutefois, le malade commence à mange. Un vésicatoire à la nuque. Insomnie.

Le 12. Pupilles dilatées, pouls irrégulier, intermittent à 54, mutisme absolu.

Le 13. Baudrit refuse de prendre sa tisane, disant qu'elle est empoisonnée par ses camarades, et ne mauge pas la volaille qu'on lui donne, sous le prétexte que ce n'est pas du poulet. Pouls toujours irrégulier, intermittent, à 52. Insomnie.

Le 14, Le malade commence à rompre son silence et semble plus docile. Mêmes caractères du pouls, insomnie, l'amaigrissement fait des progrès considérables.

Le 15. La parole est toujours hésitante, pleine de difficulté, mais on voit que le malade fait des efforts pour répondre et pour saisir les mots qui lui échappent. La tristesse reste le fond habituel de son caractère, toutefois, il n'a plus d'hallucinations. Le pouls est moins irrégulier, et les bruits de souffle diminuent.

A dater de ce moment, la parole, le caractère, le groupement des idées semblent revenir à leur état normal, chaque jour marque un nouveau progrès, le malade répond de meilleure grâce et ses conceptions sont moins bizarres qu'autrefois ; mais la tristesse, le défaut d'expansion persistent au moment où le malade part en convalescence.

Le nommé Baudrit, appartenant à la deuxième portion du contingent, a été maintenu dans ses foyers, à l'expiration de sa convalescence, et aucun renseignement sur son état définitif n'a pu être obtenu.

Résumé de deux observations recueillies par M. le Dr Thore (1).

I. — Une jeune fille, âgée de 14 ans, sans antécédents rhumatismaux, a eu, à 5 ans, une attaque de rhumatisme articulaire aigu. A 13 ans, une seconde attaque. Le 17 mai 1863, généralisation de dou-

(1) Annales médico-psychologiques, 1865.

leurs articulaires. Le 2 juin, la plèvre droite et l'endocarde se pren-
nént. Les douleurs articulaires disparurent, et le 10 juin, mouvements choréiques. 12 juin, hallucinations de la vue, le soir, elle voit
et sent un peloton de fil qui lui serre le cou, voit des bêtes qui la menacent, elle entend des cris et des plaintes. Interruption complète du
délire pendant la journée, le soir, il réapparaît avec le même caractère, et ainsi de suite jusqu'au 15. Toute douleur a disparu à partir du
20 juin, les hallucinations ainsi que la maladie de la plèvre s'atté-
nuent, et au 31 juillet, guérison complète. Traitement: *Sulfate de
quinine*.

II. — Mademoiselle Br..., 17 ans, couturière, à 11 ans, a eu une
fièvre typhoïde grave avec accidents cérébraux. Depuis cette époque,
caractère sombre et triste et tendance à la chlorose. Sous l'influence
d'un refroidissement, ses règles se trouvent supprimées, et au bout
de quelques jours apparaissent des mouvements choréiques, et quand
ceux-ci atteignent leur maximum d'intensité, hallucinations de la
vue et de l'ouïe, dans lesquelles les idées de mort predominent. La
nuit, elle voit des fantômes, elle est toujours très-mélancolique. Un
matin, elle veut se jeter par la fenêtre, une voisine la retient par ses
jupons. Elle dit qu'elle voudrait mourir (valériane, ferrugineux et
toniques, bains). Au bout de six semaines, grande amélioration, et le
12 avril, rétablissement complet.

Résumé d'une observation de M. Bergeron (1) (hôpital Sainte-Eugénie). —
Chorée avec hallucinations.

Un jeune garçon, 13 ans, entre le 28 novembre 1860 à l'hôpital.
Cet enfant avait eu, l'annés précédente, une fièvre typhoïde.
Le 27 novembre. Quelques mouvements convulsifs. Le 28. Augmentation des mouvements. L'enfant porte brusquement sa main
droite à son menton et répète sans cesse : « Na ». Il a conscience de
tout ce qui l'entoure. A 1 heure 1/2 délire et propos incohérents, à 4
heures, sa chorée persiste, il est furieux et ne peut rester en place. Il
veut chasser quelqu'un et lui enjoint de s'éloigner au plus vite; figure
congestionnée couverte de sueurs ; apyrexie complète. Répond avec
intelligence et par saccades L'excitation diminue peu à peu. Douche
en pluie. Le 29. Calme presque complet. Le 6 du mois suivant. Guérison complète!

(1) *Gazette des hopitaux*, 1861, p. 107.

La maladie à laquelle se rapportent les observations précédentes n'a été l'objet d'études spéciales que depuis le moment où M. le Dr Mesnet publia en 1856, dans les *Archives de médecine*, l'observation que nous avons relatée au n° 1. Ce fait si singulier s'éloignait tellement des formes ordinaires du rhumatisme cérébral, que l'attention fut attirée sur cette manifestation et que quelques observations, rares cependant, furent recueillies sur ce sujet par un certain nombre d'observateurs tels que MM. Delioux, Griesinger, Plerschl, Marcé, Vaillard, Thore, Bergeron. Et cependant, malgré l'époque relativement ancienne à laquelle on a mentionné pour la première fois la manie rhumatismale, le nombre de ces observations est assez restreint, ce qui prouve que parmi les manifestations cérébrales du rhumatisme, la manie est la forme malheureusement la plus rare ; nous disons *malheureusement*, car nous verrons plus tard que le pronostic en est relativement bon.

Comment doit-on considérer la manie rhumatismale ? Est-elle une des manifestations immédiates du rhumatisme cérébral ?

Est-elle, comme le suppose M. le professeur Robin dans son Dictionnaire, une méningite rhumatismale dont les lésions sont passées à l'état chronique, ou se sont étendues à la substance cérébrale ?

Ou bien cette maladie est-elle indépendante, quant à sa nature, du rhumatisme, cette dernière affection ne servant pour ainsi dire que de prétexte à la manifestation de la manie chez des individus prédisposés ?

Cette dernière hypothèse pourrait avoir quelque vraisemblance, si l'on se reportait à une ou deux observations dans lesquelles on constate soit une folie antérieure, soit des chagrins considérables, comme dans l'observation n° 1. Mais il nous semble qu'il est bon ici de faire une restriction, bien que nous ne rejettions pas la prédisposition. Lisant, en effet, la relation des cas de manie, on s'aperçoit très-nettement que les symptômes cérébraux, par une sorte de métastase encore inconnue, coïncident en général avec une diminution, quelquefois même l'abolition complète des phénomènes articulaires comme dans les observations III, IV et VIII, ce qui semble prouver une sorte d'équilibre entre les phénomènes cérébraux et articulaires. Cette hypothèse est par conséquent complètement rejetée par nous, et l'influence du rhumatisme nous semble prouvée.

L'influence du rhumatisme étant admise, quelle est la part de cette maladie au point de vue étiologique. M. Robin suppose, comme nous l'avons dit, une méningite ou une encéphalite rhumatismale chronique. Les nécropsies seules pourraient, croyons-nous, faire admettre ou rejeter complètement cette hypothèse; or, les cas de mort sont très-rares et les autopsies manquent absolument. Cependant s'il en était ainsi, si la manie était, au point de vue anatomo-pathologique, une méningite rhumatismale passée à l'état chronique, les symptômes de cette dernière forme du rhumatisme cérébral auraient naturellement précédé l'éclosion de la maladie, ce qui n'a pas lieu, au moins dans les observations précitées. De plus, dans la forme maniaque, il y a guérison, et guérison relativement rapide dans un temps qui nous paraît trop court pour la rétrocession complète des altérations du cerveau ou des méninges. Cependant, nous tenons cette hypothèse comme possible, car une vingtaine d'observations ne nous paraissent pas suffi-

santes pour faire passer une supposition à l'état de vérité
démontrée. Nous faisons d'autant plus volontiers cette
restriction que le malade que nous avons vu et qui fait le
sujet de l'observation II est encore en traitement à l'hôpital militaire du Val-de-Grâce, et que son état, quoique
meilleur que précédemment, est encore cependant loin
de permettre de prédire à peu près l'époque de sa guérison définitive, si guérison il y a.

Reste donc la troisième supposition qui consiste à faire
de la manie une forme du rhumatisme cérébral au même
titre que la méningite, l'apoplexie et la céphalée rhu-
matismales.

Cette hypothèse ne fait, à vrai dire, que reculer la
question et ne la résout pas. Admettre que la manie est
une forme du rhumatisme cérébral, c'est admettre de
fait qu'on en ignore complètement la nature, car bien
qu'il y ait eu déjà nombreuses autopsies de rhumatisme
cérébral, la question est loin d'être élucidée, les lésions
trouvées étant ou banales ou nulles. Cependant, sans
avoir recours à l'anatomie pathologique, la clinique peut
nous donner dans ce cas de précieux renseignements.
En effet, l'état mental dans la chorée a été l'objet
d'études spéciales depuis que cette maladie est connue.
En 1807, Gardien s'exprime ainsi : « Dans la chorée,
l'esprit éprouve fréquemment des émotions passagères,
les malades sont livrés à une mélancolie profonde, et
lorsque la danse de Saint-Guy attaque des filles, elle
offre pour l'ordinaire toutes les bizarreries et les varia-
tions de l'esprit et de la volonté que l'on observe dans
l'affection hystérique. » Et plus loin : « On n'observe
jamais de véritable aliénation dans cette maladie,
quoique *l'esprit soit souvent affecté.* »

Un auteur anglais, Burns, écrivait en 1837, dans son Traité des accouchements, le passage suivant : « Dans la chorée, quelques enfants sont sujets à s'éveiller pendant la nuit en poussant des cris aigus, ou au milieu d'une grande agitation comme s'ils étaient effrayés. Ceci provient d'un rêve ; mais la scène imaginaire continue après que l'enfant est éveillé ; il persiste, par exemple, à soutenir que des serpents rampent le long des rideaux. On guérit cette affection en donnant, pendant quelque temps, tous les deux jours, un purgatif énergique et en empêchant l'enfant de trop manger à souper. »

Depuis cette époque, tous les observateurs qui ont écrit sur la chorée ont cité des troubles cérébraux passagers dans cette maladie. Ces troubles sont trèsfréquents, excessivement variables dans leur intensité, et c'est cette variabilité même qui tout à l'heure nous permettra d'en faire découler la manie.

Si l'état mental dans la chorée est passé pour ainsi dire à l'état de symptôme classique, il est une autre vérité plus récente dont on doit la connaissance aux travaux remarquables de notre maître, M. le professeur Germain Sée, et à qui en revient tout l'honneur, nous voulons parler de la relation qui existe entre la chorée et le rhumatisme, relation qui existe si bien que M. Roger croit pouvoir déclarer que la chorée est toujours rhumatismale.

La chorée produit des troubles cérébraux incontestables, troubles qu'on a signalés comme peu tenaces et disparaissant naturellement en même temps que la maladie qui les engendre, c'est-à-dire dans un espace de deux mois au plus. Ces troubles, plus ou moins intenses, suivant les sujets, consistent en hallucinations de la vue

et de l'ouïe, et ont été surtout remarqués pendant la
nuit, l'intelligence reprenant, pendant le jour *presque*
toute sa lucidité. C'est ici que pour nous la prédisposition joue un grand rôle, prédisposition soit héréditaire,
soit due à un état morbide antérieur. Qu'un individu ait
eu, par exemple, dans son enfance, soit une folie quel-
conque (des cas ont été signalés), soit une fièvre typhoïde
dont on connaît l'influence sur les facultés intellectuelles,
et que vers l'âge de la puberté il soit atteint d'une
chorée ; naturellement, ici, les troubles cérébraux revê-
teront une intensité considérable, et loin de se borner à
des hallucinations nocturnes, la manie ou plutôt la lypé-
manie pourra se produire. Interrogeons maintenant les
observations, nous voyons que, dans presque tous les cas,
l'intelligence a subi précédemment un ébranlement profond. Dans l'observation I, par exemple, le jeune homme
a eu des chagrins violents. Sur les dix-huit observations
que rapporte M. Marcé, il n'y a qu'un seul cas sur quatre
où il n'y ait pas de signalés d'antécédents soit de fièvre
typhoïde, soit de rhumatisme, soit d'hystérie, soit de
méningite, maladies qui toutes ont une influence certaine sur les facultés intellectuelles.

Ce que nous venons de dire de la chorée peut s'appliquer au rhumatisme, puisque ces deux maladies n'en
font pour ainsi dire qu'une. De plus, dans presque toutes
les observations des mouvements choréiques ont accom-
pagné la manie.

Aussi, sommes-nous portés à admettre complètement
cette dernière hypothèse, tout en faisant nos restric-
tions.

Quelles sont les conditions qui président à l'éclosion
de cette maladie ? On doit d'abord considérer l'époque

à laquelle apparaissent les accidents cérébraux, par rapport au début des phénomènes articulaires.

Si nous nous reportons aux observations citées précédemment, nous voyons qu'en général le délire apparaît du 10e au 13e jour de la maladie primitive, et qu'il paraît se développer chez des sujets prédisposés soit par une folie précédente, soit par des émotions vives. Ce n'est pas non plus dans le rhumatisme articulaire aigu d'une violente intensité, avec une fièvre de 40° 5, une généralisation des phénomènes articulaires, un gonflement douloureux et considérable des parties malades, que paraît se développer la manie, mais bien au contraire dans le rhumatisme subaigu, erratique avec peu ou pas de fièvre. De plus, dans nombreuses observations, la manie a-t-elle été accompagnée de mouvements choréiques, et peut-être aussi se développe-t-elle plus souvent dans la manifestation choréique du rhumatisme que dans la manifestation articulaire.

Délire. — Deux des traits les plus saillants de la manie rhumatismale sont : la brusquerie de l'invasion et la similitude que présente le délire chez tous les malades.

Il débute, en effet, soit par un délire nocturne qui continue les jours suivants, soit par des idées tristes qui prennent fort vite pour le malade un corps et une réalité, soit par une mobilité de caractère excessive, qui porte le malade à changer continuellement de place et à ne voir autour de lui que des ennemis. Nous trouvons un exemple de ce début dans l'observation VI, où la malade, après avoir parcouru quelques hôpitaux, alla chez une de ses amies pour rentrer de nouveau à l'hôpital, en sortir encore pour s'installer chez sa tante qui ne cherchait qu'à lui faire peur avec des corbeaux et des chauves-souris et à lui présenter un breuvage empoisonné.

Le délire revêt une forme triste, lypémaniaque, avec, cependant, peu de tendance au suicide. La manie rhumatismale se manifeste comme une folie apyrétique avec le caractère de la dépression, souvent comme une mélancolie prononcée avec stupeur.

Il peut bien y avoir de l'excitation, mais c'est dans le plus petit nombre des cas.

Plerschl, en effet, a observé cinq cas de manie rhumatismale ; deux fois, c'était un délire furieux avec perte de conscience chez deux hommes jeunes, dont l'un était médecin. Les trois autres cas rentrent dans l'ordinaire : c'était une mélancolie profonde chez deux filles de 15 à 17 ans et un garçon de 15 ans. La mélancolie s'est manifestée au plus fort du rhumatisme, crainte de punitions imaginaires, hallucinations de l'ouïe et de la vue, connaissance cependant des personnes environnantes avec lesquelles ils causaient.

La manie une fois complètement établie, on est frappé d'un caractère commun à tous les malades : c'est le mutisme dans lequel ils se plongent tous, mutisme dont il est très-difficile de les faire sortir ; et quand, par un moyen ou par un autre, on réussit à les faire parler, ils se disent ou morts ou persécutés, et alors le délire ressemble beaucoup au délire des persécutions.

Le mutisme et la dépression sont donc les caractères les plus saillants de cette forme de manie, ainsi que le peu de durée des accidents.

Le diagnostic de cette affection serait, dans quelques cas assez rares, difficile à faire d'avec la manie des persécutions, si l'on n'avait pas pour renseignement précieux l'existence antérieure ou quelquefois même actuelle des phénomènes articulaires. Une différence encore considérable, c'est que la manie des persécutions a un pronostic grave au point de vue de la guérison, tandis que dans la manie rhumatismale, sur dix-sept cas, la mort n'a été constatée qu'une fois, un résultat incertain avec, cependant, amélioration sensible, deux fois, et la guérison sans récidive dans tous les autres cas.

Traitement. — D'abord, existe-t-il une indication thérapeutique? S'il en est une, quels sont les meilleurs médicaments?

Une chose d'abord est à considérer, c'est la terminaison presque toujours favorable des cas de cette maladie, malgré la diversité des traitements employés, aussi l'indication serait-elle non pas de guérir, mais d'abréger la durée de la maladie. Dans les observations précitées, les préparations opiacées ont été les plus employées sans qu'un résultat bien sensible ait paru en découler. Le sulfate de quinine a été aussi employé; mais comme ce médicament a été beaucoup accusé de produire le rhumatisme cérébral, quoique cette supposition nous paraisse un peu exagérée, croyons-nous, qu'on doive autant que possible s'abstenir de l'emploi d'une substance qui exerce une action évidente sur le système nerveux crânien.

Quant à nous, supposant une sorte d'équilibre entre les phénomènes cérébraux et les accidents articulaires, nous pensons qu'il serait bon de chercher, dans le cas de manie, de même que dans les autres formes de rhumatisme cérébral, à ramener les phénomènes morbides du côté des articulations, nous basant sur ce que la

plupart du temps la manie a coïncidé avec une dispa-
rition ou une diminution de la manifestation articulaire.

Quant au traitement de la manie elle-même, on doit,
à notre avis, se borner à faire de la médecine de symptômes quand ceux-ci peuvent menacer la vie par leur
intensité.

***

CONCLUSIONS.

La manie, observée dans le cours d'un rhumatisme,
n'est pas une coïncidence, mais reconnaît directement
pour cause cette dernière maladie.

On ne doit pas se préoccuper outre mesure de l'existence de la manie rhumatismale, attendu que le pronostic
est bien meilleur que celui des autres accidents cérébraux dus au rhumatisme.

Le délire, dans cette manie, est toujours, ou à peu
près, identique à lui-même et revêt surtout le caractère
lypémaniaque. On ne peut guère le confondre qu'avec le
délire de persécutions, dont il se distingue cependant
par le mutisme, la concomitance des accidents articulaires et la différence de pronostic.

Le traitement doit se borner soit à l'expectation pure
et simple, soit à la médecine des symptômes, et l'on doit
chercher à ramener la manifestation articulaire, ce qui
nous paraît devoir être le point principal de la thérapeutique de cette affection.

***

Paris — Typ. A. Parent, rue Monsieur-le-Prince, 29-31.